# Dieta Dash

Una guida essenziale per tenere sotto controllo la pressione sanguigna

*(Abbassare la pressione alta naturalmente e perdere peso)*

## Antonino Lombardi

# TABELLA DEI CONTENUTI

Introduzione .................................................................. 1

Capitolo 1: Che Cos'è La Dieta Dash ............................... 6

Capitolo 2: Scegli Cibi Con Minore Contenuto Di Fosforo .......................................................................... 9

Capitolo 3: Scegli Cibi Con Il Giusto Apporto Di Potassio ......................................................................... 10

Capitolo 4: Doccia Prima Di Andare A Letto ............. 12

Capitolo 5: Cos'è La Dieta Dash? ................................... 22

Capitolo 6: Le Domande Frequenti Sulla Dieta Dash ........................................................................................ 25

Broccoli, Aglio E Rigatoni ............................................... 29

Crepes Alla Crema Di Formaggio E Fragole .............. 31

Frittelle Con Pancetta ...................................................... 35

Zuppa Di Mais Piccante Di Fagioli Neri ...................... 37

Muffin Ad Alto Contenuto Proteico Alla Carota E Mela Con Canapa .............................................................. 42

Frullato Di Ananas E Pompelmo ................................... 45

Farina D'avena Di Nonno Hubbard ............................... 46

Waffles ..............................................................................48

Frullato Dolce Di Avocado .................................................50

Insalata Fredda Piccante Di Arancia E Cetriolo .......52

Pollo Sfilacciato Dolce ........................................................54

# Introduzione

La pressione sanguigna si riferisce alla forza esercitata sulle pareti delle arterie quando il cuore pompa il sangue. La grande quantità di forza sulle pareti delle arterie per un lungo periodo di tempo è indicata come ipertensione.

La pressione alta o ipertensione è uno dei problemi di salute più comuni associati alle scelte di vita. Il problema è più comune negli anziani che nelle giovani generazioni.

Stime recenti da American Heart Association (AHA) indicano che 66 milioni di americani adulti che circa

2 in 4 persone a tradurre hanno la pressione alta. La condizione è più comune e più grave nelle popolazioni afro-americane, rispetto alla popolazione caucasica.

L'ipertensione è ugualmente diffusa in altre parti del mondo e si stima che uccida 2 miliardo di persone in tutto il mondo.

Con il moderno stile di vita scandito da mangiare povero e stili di vita sedentari, la prevalenza di ipertensione arteriosa è gradualmente aumentata.

La pressione sanguigna normale è indicata come 2 20/80 mmHg. Il numero più alto indica la pressione sanguigna sistolica quando il cuore pompa con forza il sangue attraverso le arterie.

La cifra più bassa fornisce una lettura della pressione diastolica che è la pressione quando il cuore si riposa tra i battiti.

Se la lettura della pressione sanguigna è sempre leggermente superiore a 2 20/80 mmHg, la condizione si riferisce come prehypertension che mette le persone ad alto rischio di ottenere alta pressione sanguigna. Fasi devono essere prese per impedire lo sviluppo completamente soffiato da una condizione di alta pressione sanguigna.

Alta pressione sanguigna è diagnosticata da una lettura superiore a 2 40/150 mmHg ed è spesso indicata come il killer silenzioso e con buona ragione. Il più delle volte passerà inosservato e non ha sintomi apertamente identificabili. Professionisti medici classificano ipertensione arteriosa in due fasi: fase I, alta pressione sanguigna da letture di 2 40-2 6 10 /10 0-10 10 e pressione del sangue alta fase II da letture 2 60/400 o superiore. Alta pressione sanguigna è legata ad altre condizioni di salute gravi come ictus, malattia coronarica, insufficienza renale, infarto e altri problemi di salute e rischi.

It is crucial for people with high blood pressure to understand the condition and the easy ways through which they can really effectively manage the condition and even prevent the condition, if any.

Le informazioni sono inoltre utili per gli operatori sanitari e persone che vivono con i pazienti di ipertensione arteriosa.

## Capitolo 1: Che Cos'è La Dieta Dash

Il Dash è quindi un tipo di dieta che si basa su una dieta davvero molto diversa rispetto ad altre diete, che tra l'altro non solo non sono proprio efficaci, ma a volte talmente pericolose per chi le pratica.

La dieta Dash si basa in sostanza sull'assunzione di determinati alimenti senza però una riduzione drastica, ma ovviamente ciò non significa poter mangiare a sbafo e solo determinati tipi di cibo. Seguendola, accuratamente oltre alla significativa riduzione di peso si ottengono anche molti benefici a livello di pressione sanguigna e serve anche per evitare l'ipertensione. La dieta Dash è essenzialmente solo flessibile ed è quindi adatta a tutti i membri della famiglia, ideale soprattutto per evitare semplicemente di preparare ogni giorno piatti così diversi per ogni persona.

Queste ultime si possono inoltre suddividere in piccole razioni, e mangiarle non necessariamente un giorno fisso alla settimana. Alla domanda che molti pongono su cosa bisogna evitare quando si attua la dieta Dash, la riposta è breve e concisa; infatti, per questa tipologia di dieta vanno messi al bando ingredienti, dannosi uno fra tutti il sale, poiché come si è avuto modo di verificarlo in alcuni test, l'uso limitato di sodio nel cibo preparato pasti, abbassa decisamente i valori della pressione sanguigna. Questa caratteristica e tante altre, fanno in modo che la dieta Dash viene presa in considerazione da molti esperti nutrizionisti, e se non bastasse, la prova della sua efficacia si evidenzia dal fatto che per ben tre anni consecutivi è stata eletta come la migliore del settore. La scelta è stata fatta perché è dimostrato che è in grado di migliorare molto la salute, e fornisce cibi sani, ideali per abbassare la suddetta pressione sanguigna e di conseguenza il colesterolo cattivo, è quindi, con un minor rischio di malattie cardiache, ictus e anche di prevenire il cancro. Questa dieta, inoltre consente di perdere peso corporeo in modo sano, e senza alcun rischio per la salute generale.

# Capitolo 2: Scegli Cibi Con Minore Contenuto Di Fosforo

Un'eccessiva concentrazione di fosforo nel sangue non è da sottovalutare, in quanto può solo causare la formazione di piccoli depositi minerali in organi e tessuti. Le parti interessate dalle calcificazioni potrebbero essere cuore, cute, polmoni, articolazioni e vasi sanguigni, e questo darebbe origine a patologie quali ipertensione e problemi cardiovascolari. Devi fare particolarmente attenzione anche ai prodotti non proprio freschi: dalla carne ai formaggi conservati, alle bibite e ai surgelati, in quanto vengono addizionati con sali di fosforo, per esaltare il sapore dell'alimento e per conservarli meglio.

## Capitolo 3: Scegli Cibi Con Il Giusto Apporto Di Potassio

Serve a sostenere i nervi e i muscoli per funzionare correttamente. Il potassio è un minerale fondamentale per ripristinare l'equilibrio della pressione sanguigna sana nel corpo e quando non si ha abbastanza potassio, possono iniziare ad emergere sintomi di pressione alta. Al contrario, aumentare la quantità di alimenti ricchi di potassio nella dieta, può portare ad una riduzione della pressione alta.

## Capitolo 4: Doccia Prima Di Andare A Letto

Per molte persone la doccia serale rappresenta la naturale conclusione della giornata. Questa abitudine notturna può influire sulla temperatura corporea e, di conseguenza, sulla qualità del sonno.

La temperatura corporea gioca un ruolo importante nel ciclo sonno-veglia e il corpo umano sperimenta naturalmente una diminuzione della temperatura corporea interna. prima del riposo notturno. Gli scienziati hanno scoperto che, influenzando questo naturale processo di regolazione della temperatura, docce e bagni possono influire sul sonno.

Vediamo i benefici della doccia prima di andare a letto ed esaminiamo se è meglio una doccia calda o fredda per il sonno.

Benefici della doccia prima di andare a letto

Se inserita in una routine di riposo, la doccia serale può aiutare a inviare il segnale al cervello che è ora di dormire. Fare la doccia la sera garantisce anche di essere più puliti quando si va a letto, riducendo l'accumulo di sudore, sporcizia e olii corporei sulla biancheria da letto.

Inoltre, la ricerca suggerisce che fare la doccia prima di coricarsi può avere altri vantaggi. Questi benefici variano a seconda che si faccia la doccia con acqua calda o fredda.

Effetti delle docce calde sul sonno

Un numero crescente di ricerche suggerisce che fare una doccia o un bagno caldo prima di andare a letto può migliorare il sonno. Nelle ore che precedono il riposo, la temperatura interna del corpo umano si raffredda naturalmente, mentre aumenta la temperatura della pelle delle mani e dei piedi. Gli scienziati ipotizzano che l'immersione del corpo in acqua calda favorisca questo naturale processo di termoregolazione e, di conseguenza, migliori il sonno. I ricercatori hanno definito questo fenomeno "effetto bagno caldo".

Le ricerche confermano l'effetto del bagno caldo. Una meta-analisi di 2 8 studi ha rilevato che fare una doccia serale o un bagno[2] in acqua tra i 2 04 e i 2 08,6 gradi Fahrenheit migliora la qualità del sonno. Chi fa un bagno o una doccia un'ora o due prima di andare a letto si addormenta più velocemente. I ricercatori ipotizzano che l'acqua calda stimoli il flusso sanguigno verso le mani e i piedi, consentendo al calore corporeo di fuoriuscire più rapidamente. Un recente studio condotto su adulti più anziani ha anche scoperto che fare un bagno caldo da una a tre ore prima di andare a letto li aiutava ad addormentarsi più velocemente[4].

Un bagno caldo o una doccia prima di andare a letto possono fare molto di più che migliorare il sonno. In uno studio condotto su adulti anziani, un bagno a una temperatura compresa tra circa 2 04,6 e 2 06 gradi Fahrenheit ha ridotto la pressione arteriosa[4] prima e durante il sonno, soprattutto se preso meno di un'ora prima di andare a letto.

Alcune persone fanno anche una doccia calda prima di andare a letto quando hanno il raffreddore, poiché l'inalazione di vapore caldo è un rimedio casalingo **popolare** usato per ridurre la congestione nasale. Le prove attuali non supportano i benefici del vapore per la congestione nasale6 , ma questo metodo può essere provato per vedere se si trova sollievo. Effetti delle docce fredde sul sonno

I ricercatori hanno cercato di sfruttare le docce fredde per ottimizzare la temperatura corporea per il sonno, con risultati contrastanti. Uno studio ha rilevato che gli atleti che si immergevano in acqua fredda[6] per dieci minuti dopo l'attività fisica serale sperimentavano un abbassamento della temperatura corporea centrale, un minor numero di risvegli notturni e una maggiore percentuale di sonno profondo nelle prime tre ore di sonno.

Non tutte le ricerche sulle docce fredde sono state così promettenti. Un altro studio ha rilevato che l'immersione in acqua fredda dopo l'esercizio fisico serale aumenta la temperatura corporea interna in un primo momento, per poi abbassarla quattro-cinque ore dopo. Tuttavia, questa diminuzione della temperatura corporea non sembra influire sulla qualità del sonno. I partecipanti allo studio hanno anche registrato un aumento della frequenza cardiaca. Uno studio simile condotto su giovani calciatori ha rilevato che l'immersione in acqua fredda dopo un allenamento serale non influisce sul sonno[8].

Le docce fredde potrebbero non migliorare il sonno a causa delle proprietà stimolanti dell'acqua fredda. L'immersione in acqua fredda aumenta i livelli di cortisolo e noradrenalin. Il cortisolo è coinvolto nell'aumento dei livelli di vigilanza e di conseguenza dei livelli di cortisolo.[30 to 35] nell'organismo spesso si abbassa in preparazione al sonno. In uno studio, i partecipanti hanno confrontato la carica di energia di una doccia fredda con gli effetti dell'assunzione di caffeina.

Detto questo, il bagno in acqua fredda può fornire benefici non legati al sonno. Gli atleti a volte usano l'acqua fredda nel tentativo di ridurre l'indolenzimento e l'affaticamento muscolare. Aneddoticamente si sostiene che le docce fredde[2][2] migliorano l'umore e ottimizzano il flusso sanguigno per una pelle e capelli più sani, anche se non tutti questi benefici sono stati scientificamente provati.

L'immersione in acqua fredda è anche associata a un metabolismo migliore e a un sistema immunitario più forte. Uno studio ha rilevato che incorporare anche un solo minuto di acqua fredda alla fine della doccia riduce di circa un terzo il numero di giorni di malattia durante la stagione influenzale.

**Docce calde o fredde: cosa è meglio per il sonno?**

Altre ricerche mostrano che le docce calde o tiepide di notte migliorano il sonno. Tuttavia, gli atleti possono scoprire che le docce fredde aiutano a ridurre la rigidità muscolare, il che può contribuire a migliorare il sonno riducendo il disagio.

Se fai la doccia la sera per favorire il sonno, potresti prendere in considerazione l'idea di fare una doccia tiepida piuttosto che una molto calda. Le ricerche dimostrano che l'acqua calda può causare cambiamenti più drastici nella pressione sanguigna[2][2] negli adulti più anziani.

I ricercatori stanno ancora lavorando per determinare quale sia il momento migliore per fare una doccia prima di andare a letto. La maggior parte delle prove sembra indicare che fare una doccia una o due ore prima di andare a letto dà al corpo il tempo sufficiente per raggiungere la temperatura giusta per il sonno.

## Capitolo 5: Cos'è La Dieta Dash?

Dietry Approaches to Stop Hypertension. Questa dieta si basa sulla ricerca svolta e finanziata per conto del National Institute of Health degli Stati Uniti, che indagava la determinazione del ruolo dell'alimentazione sulla pressione sanguigna. Questa dieta è stata creata per offrire alle persone affette da ipertensione una dieta deliziosa, gustosa ed equilibrata che abbassasse anche la pressione sanguigna. Questa dieta è quindi innanzitutto mirata ad abbassare l'ipertensione.

Secondo il NIH, la dieta DASH **promuove sane abitudini alimentari** e mostra alternative sane al cibo spazzatura e agli alimenti processati. Mira a incoraggiare le persone a ridurre il consumo di sale aumentando il consumo di calcio, magnesio e potassio.

Nel corso degli anni, numerosi altri studi hanno dimostrato che la dieta DASH non è solo efficace nel ridurre la pressione sanguigna, ma è anche efficace nel ridurre il rischio di malattie cardiovascolari, vari tumori, ictus, diabete, malattie cardiache, malattie renali, insufficienza cardiaca e molte altre malattie.

Sebbene questa dieta non sia stata sviluppata per ridurre il peso corporeo, la dieta DASH porta inevitabilmente alla perdita di peso solo attraverso il consumo consapevole di calorie e una dieta con cibi sani, che si rivela essere un altro grande vantaggio in particolare in caso di pazienti in sovrappeso che soffrono di pressione alta, soprattutto perché la perdita di peso è un modo utile per abbassare la pressione sanguigna. Con un piccolo sforzo, la dieta DASH può portare ad una perdita di fino a 2 chili a settimana.

**Capitolo 6: Le Domande Frequenti**

**Sulla Dieta Dash**

Molte persone che scoprono la dieta DASH, e che la vedono ideale per la loro condizione di salute, dettata da problemi d'eccesso di colesterolo, diabete o problemi cardiaci oppure sono sane, ma intendono avvalersene soltanto per prevenire queste patologie si pongono giustamente delle domande, per cui in questo ebook a margine, ne citiamo due , tra le più significativa e correlate di risposte adeguate.

Quanti chili si possono perdere praticando la dieta Dash?

Il basso consumo di sali e grassi di tipo saturi, insieme ad un sostanziale aumento di verdure e di cereali consentono di perdere peso, gia dopo circa un mese; infatti, si possono perdere fino a circa quattro kg, equamente distribuiti tra acqua ed accumuli adiposi. In sostanza, la dieta DASH sfata il tabù che per dimagrire non bisogna mangiare. per cui provarla significa rendersi conto, che la si riesce a portare al termine o comunque adottarla senza accusare i tipici sensi di fame e i relativi problemi psicologici che spesso accompagnano i soggetti sottoposti ad una dieta drastica per perdere il peso eccessivo accumulato nel corso dei mesi, specie quelli invernali.

## Quali esercizi fisici si possono abbinare alla dieta Dash?

Chi decide di praticare la dieta DASH, e nel contempo per ottimizzare il risultato, intende fare anche degli esercizi ginnici durante le ore del giorno, deve sapere che non è necessario ammazzarsi di fatica in una palestra o percorrere tanti chilometri correndo in un parco; infatti, basta davvero poco per rimanere in perfetta forma, come ad esempio camminare, che è uno degli esercizi più indicati per bruciare molte calorie e quindi dimagrire,senza inoltre dimenticare che una bella e semplice camminata fa bene alla circolazione. Altri esercizi, che tutto sommato ognuno di noi fa durante il giorno, sono ideali se si pratica la dieta DASH, per cui si può ad esempio usare la bicicletta per andare a fare la spesa oppure recarsi al lavoro e tenendo magari in garage l'auto, o evitando di prendere bus e metropolitane. Anche salire le scale a piedi almeno due volte al giorno, anziché nell'ascensore, sono altri due esercizi di routine, che fanno molto bene agli arti inferiori ma anche alla salute generale e soprattutto a molti organi vitali come il cuore, che in prima persona sarà il primo a ringraziare per questi gesti è per le attenzioni che gli si prestano.

# Broccoli, Aglio E Rigatoni

## *Ingredienti:*

- 2 cucchiaini di olio d'oliva
- 2 cucchiaini di aglio tritato
- Tagliatelle rigatoni da 1/2 libbra
- 2 tazze di cimette di broccoli (cime)
- 2 cucchiai di parmigiano

1. Riempi per 1/2 d'acqua una pentola capiente e porta a bollore.
2. Aggiungere la pasta e cuocere fino al dente (tenera), da 30 to 40 to 45 minuti, o secondo le indicazioni sulla confezione. Scolare bene la pasta.
3. Mentre la pasta cuoce, in una pentola munita di cestello per la cottura a vapore, portare ad ebollizione 2 pollice di acqua.
4. Aggiungere i broccoli, coprire e cuocere a vapore finché non saranno teneri, circa 30 to 35 minuti.
5. In una ciotola capiente, unire la pasta cotta e i broccoli. Condite con parmigiano, olio d'oliva e aglio.
6. Condire con pepe a piacere. Servire subito.

Crepes Alla Crema Di Formaggio E Fragole

**Ingredienti:**

- 2 crepes preconfezionate da 35 a 40 cm di diametro
- 8 fragole affettate
- Una spruzzata di salsa al caramello
- Spray da cucina antiaderente

- 4 cucchiai di formaggio cremoso morbido
- 4 cucchiai di zucchero in polvere setacciati
- 2 cucchiaini di estratto di vaniglia

**Indicazioni:**

1. Preriscaldare il forno impostando la temperatura a 350°
2. Prendere una teglia e ungerla delicatamente con uno spray da cucina antiaderente.
3. Mettere da parte
4. Prendere una grande ciotola di vetro e aggiungere il formaggio cremoso
5. Usare un mixer elettrico a mano per frullare fino a quando il formaggio è liscio
6. Aggiungere la vaniglia e lo zucchero a velo e continuare a mescolare fino a quando tutti gli ingredienti sono ben incorporati

7. Mettere le crepes su una superficie piana e coprirle con metà della miscela di formaggio cremoso

8. Spalmarlo uniformemente e mettere anche le fragole affettate su ciascuna delle crepes

9. Prendere una parte finale della crespella e piegarla in un rotolo

10. Arrotolare la seconda crespella allo stesso modo e metterla nella teglia unta.

11. Mettere il piatto nel forno riscaldato e cuocere per 30 to 35 minuti. Le crepes devono essere leggermente dorate

12. Una volta fatto, togliete la placca da forno e usate un girarrosto o una pinza per rimuovere le crepes

13. Mettere le crepes su un tagliere di legno e tagliarle a metà
14. Trasferire le crepes su un piatto da portata e guarnire con una spolverata di zucchero a velo. Finire con una spruzzata di salsa al caramello

# Frittelle Con Pancetta

Ingredienti:

- 150 g di pancetta, tritata
- 250 g di farina di mandorle
- tazza di panna montata
- 1 cucchiaino di lievito per dolci
- 1/2 cucchiaino di sale
- 2 uovo, sbattuto

**Indicazioni:**

1. Metti la pancetta tritata nella padella e cuocila per 5-10 minuti a fuoco medio-alto.
2. La pancetta cotta deve risultare un po' croccante.

3. Nel frattempo, mescolare la farina di mandorle, la panna, il sale, il lievito e l'uovo sbattuto.
4. Quando il composto sarà omogeneo, la pastella sarà cotta.
5. Aggiungere la pancetta cotta nella pastella e mescolare delicatamente con l'aiuto del cucchiaio.
6. Non pulire la padella dopo aver t pancetta. Versate la pastella di bacon nella padella e preparate il pancake.
7. Cuocetela per 1-5 minuto da un lato e poi giratela sull'altro lato.
8. Cuocere per 5 minuti in più.
9. Fai gli stessi passaggi con la pastella rimanente.
10. Trasferite i pancake sul piatto da portata.

## Zuppa Di Mais Piccante Di Fagioli Neri

- Pane fatto in casa 4 fette
- Peperoncino 6 g
- Olio extra vergine di oliva qb
- Sale qb

**PREPARAZIONE**

1. Per preparare la zuppa di mais, per prima cosa sbucciate le pannocchie precotte al vapore: adagiatele su un tagliere e tagliatele a fette con un coltello per la sensazione di lunghezza, altrimenti potete sbucciarle anche con le mani.

2. Continuate a pulire e affettare le verdure che compongono il soffritto: pelate le carote con il

pelapatate, tagliatele a bastoncini sottili, ed infine tagliatele a cubetti.

3. Quindi adagiate il porro su un tagliere ed eliminate entrambe le estremità (4-6 ), quindi tagliatelo a rondelle.

4. Mettere le carote 10 a dadini e il porro a rondelle 10 in una casseruola capiente dal bordo alto, irrorare con un filo di olio extravergine di oliva e far rosolare per qualche minuto a fuoco medio.

5. Quando le verdure saranno ben rosolate nella salsa, aggiungete i chicchi di mais e fate cuocere a fuoco basso per 5-10 minuti.

6. Quindi aggiustare di sale e pepe, aggiungere il brodo vegetale fino a coprire il composto e cuocere per circa 45-50 minuti.

7. Puoi scoprire come preparare al meglio il brodo vegetale nella scuola di cucina: Brodo vegetale.

8. Mescolate di tanto in tanto e quando il composto sarà morbido e avrà assorbito parte del brodo, mettete il frullatore ad immersione nella padella e mescolate fino ad ottenere un composto denso e liscio.

9. Aggiungere brodo se necessario.

10. Fate sobbollire per circa 5-10 minuti e infine spegnete il fuoco.

11. Nel frattempo preparate i crostini per la zuppa di mais: tagliate 5-10 fette di pane di grano duro e adagiatele su una teglia foderata di carta da forno, quindi condite con un filo d'olio extravergine di oliva su ogni fetta.

12. Quindi salare a piacere e cospargere ogni fetta con la polvere di paprika piccante. Una volta condite le fette di pane, infornare in forno statico preriscaldato a 350° per 10 minuti in modalità grill fino a quando non saranno leggermente tostate e croccanti.
13. Se utilizzate il forno ventilato, infornate a 250° per 2 minuti e mezzo in modalità grill.
14. Trascorso questo tempo, sfornate il tutto e fate raffreddare le fette di pane su una gratella, poi adagiatele su un tagliere e tagliatele a metà nel senso della lunghezza per fare dei bastoncini o dei cubetti.
15. Servire la zuppa di mais e accompagnare con i crostini.

16. Spolverate il tutto con un pizzico di pepe e infine aggiungete un filo d'olio d'oliva, appena servite.

## Muffin Ad Alto Contenuto Proteico Alla Carota E Mela Con Canapa

### Ingredienti:

- 2 cucchiaino di bicarbonato di sodio
- 2 cucchiaino di lievito in polvere
- 1/2 di cucchiaino di sale
- 1 tazza di albumi liquidi
- Spray da cucina
- 2 tazza di yogurt greco senza grassi (0%)
- 2 tazze di carote tagliuzzate
- 2 tazze di mele non sbucciate a dadini
- 7 tazze di farina d'avena
- 1 tazza di proteine di canapa semplici ad alto contenuto di fibre

- 1 tazza di dolcificante granulato senza calorie
- 2 cucchiaio di noce moscata macinata

**Indicazioni:**

1. Accendere il forno a (2 80°C/4 6 6°F). Rivestire 2 2 tazze di una teglia standard per muffin con spray da cucina.
2. In un frullatore, unire lo yogurt, le carote e le mele e frullare fino ad ottenere la consistenza di una salsa di mele.
3. In una ciotola media, mescolare la farina d'avena, le proteine di canapa, il dolcificante senza calorie, la noce moscata, il bicarbonato di sodio, il lievito e il sale e mescolare per combinare.

4. Aggiungere gli albumi agli ingredienti secchi seguiti dalla miscela di yogurt, carote e mele e mescolare accuratamente.
5. Tagliare la pastella in modo uniforme nelle tazze da muffin 5, riempiendo ciascuna per circa due terzi con la pastella.
6. Cuocere fino a quando uno stuzzicadenti inserito al centro ne esce pulito, circa 35 a 40 minuti.
7. Togliere dal forno e lasciare raffreddare i muffin su una griglia.
8. Si congelano molto bene fino a 4 mesi e si conservano in frigorifero fino a una settimana.

### Frullato Di Ananas E Pompelmo

- 2 pompelmo
- 1/2 ananas
- 2 pugno di foglie di spinaci
- 400 ml acqua
- 

1. Sbucciare la frutta e unire la polpa all'acqua e le foglie di spinaci in un frullatore, ridurle in purea.

# Farina D'avena Di Nonno Hubbard

## Ingredienti

- 4 cucchiaini di burro
- 2 pizzico di sale
- 4 cucchiai di latte
- 1/2 tazza di zucchero di canna
- 2 tazza non scrematrice della latteria
- 1/2 tazze di acqua
- 1/2 tazza di zucchero di canna
- 2 tazze laminati avena

## Indicazioni stradali

1. in una casseruola media, riscaldare l'acqua ad ebollizione.
2. Ridurre il calore al minimo; mescolare in sale e avena.
3. Cuocere fino a quando avena hanno ispessito, circa 10 minuti.

4. Place 4 cucchiaino di burro e 4 cucchiaio di zucchero di canna nella parte inferiore di ciascuna quattro serve ciotole.
5. Cucchiaio farina d'avena in ciascuna ciotola e mescolare fino a quando il burro e lo zucchero si fondono.
6. Versare 1/2 di tazza di panna e 2 cucchiaio di latte sopra ogni ciotola.
7. Parte superiore di ogni servizio con un altro cucchiaio di zucchero di canna. Servire caldo.
8. Tempo totale impiegato per preparare è 45 to 50 minuti

# Waffles

Ingredienti:

- 350 g di farina di mandorle
- 1 cucchiaino di estratto di vaniglia
- 2 cucchiaio di eritritolo
- latte di mandorle biologico
- 2 cucchiai di burro, sciolto
- 4 uova, sbattute
- 2 cucchiaino di lievito per dolci
- 2 cucchiaino di succo di limone

Indicazioni:

1. Nella ciotola della planetaria unire tutti gli ingredienti.
2. Sbattere la pastella liscia ed omogenea.
3. Preriscaldare bene la macchina per waffle.
4. Versare abbastanza impasto nella macchina per waffle.
5. Appiattirlo delicatamente per ottenere una cialda. Chiudete e fate cuocere fino a quando saranno leggermente dorati.
6. Ripeti gli stessi passaggi con tutta la pastella rimanente.
7. Servire i waffle caldi.

**Frullato Dolce Di Avocado**

## Ingredienti:

- 2 tazza e 1 2 di pesche frozen
- 2 tazza di yogurt greco alla vaniglia
- 2 cucchiaio di semi di lino macinati
- 2 avocado sbucciato e snocciolato
- 2 tazze di ghiaccio a cubetti
- 2 cucchiaino di estratto di vaniglia, puro
- 5 cucchiaino di stevia granulare
- 25 tazze di latte senza grassi

**Indicazioni:**

1. Mescolare tutti gli ingredienti fino ad ottenere un risultato liscio
2. Servire freddo

## Insalata Fredda Piccante Di Arancia E Cetriolo

INGREDIENTI

- 30 to 35 pomodorini
- 2 manciata di olive nere
- Olio extra vergine di oliva qb
- Sale qb

- 2 cespo di lattuga
- 2 arance
- 2 mele

**PREPARAZIONE**

1. Lavate e asciugate bene la lattuga, aprite la testa e mettete le foglie in un'insalatiera.

2. Sbucciare le arance e tagliarle a spicchi piuttosto piccoli.

3. Togliete la pelle e il torsolo alle mele e tagliatele a fettine sottili.

4. Prendete i pomodorini, lavateli e tagliateli a metà.

5. Aggiungere tutti gli ingredienti per l'insalata, condire con olio e aggiustare di sale.

6. Fate riposare in frigo per 30 to 35 minuti e servite freddo.

## Pollo Sfilacciato Dolce

Ingredienti:

2 cucchiai di stevia
2 cucchiaini di senape secca
2 cucchiaio di paprika dolce
2 spicchio d'aglio tritato
2 cucchiaio di concentrato di pomodoro
2 chili e mezzo di cosce di pollo, disossate e senza pelle 250 gr di salsa di pomodoro, senza sale aggiunto
2 2 6 gr di peperoncini verdi in scatola, scolati e tritati
4 cucchiai di aceto di mele
2 cucchiaino di peperoncino chipotle, essiccato e macinato

2 cipolla gialla, tritata

Istruzioni:

1. In una ciotola, metti insieme la salsa di pomodoro con i peperoncini verdi, la stevia, l'aceto, la paprika, il concentrato di pomodoro, la senape secca e il peperoncino chipotle e mescola molto bene.

2. Versa il tutto nella tua pentola elettrica a cottura lenta, aggiungi le cosce di pollo, la cipolla e l'aglio.

3. Mescola bene il tutto, chiudi il coperchio e cuoci su "Low" per 10 ore. Quando pronta, sfilaccia la carne con l'aiuto di 2 forchette, dividi il

tutto tra i piatti e servi.

www.ingramcontent.com/pod-product-compliance
Lightning Source LLC
Chambersburg PA
CBHW071125030426
42336CB00013BA/2208